DU

RELACHEMENT DU PYLORE

SON INFLUENCE

SUR LA DIGESTION DE L'ESTOMAC

EN UN CERTAIN NOMBRE DE MALADIES CHRONIQUES

PAR

M. LE Dr G.-LOUIS DE SÉRÉ
DE LA FACULTÉ DE PARIS
INSPECTEUR SUPPLÉANT DE LA VÉRIFICATION DES DÉCÈS

PARIS
ADRIEN DELAHAYE, LIBRAIRE-ÉDITEUR
PLACE DE L'ÉCOLE-DE-MÉDECINE.

1865

PARIS. — TYPOGRAPHIE DE HENRI PLON

IMPRIMEUR DE L'EMPEREUR

RUE GARANCIÈRE, 8

A

M. Claude BERNARD,

MEMBRE DE L'INSTITUT DE FRANCE,
PROFESSEUR DE MÉDECINE AU COLLÉGE DE FRANCE,
PROFESSEUR DE PHYSIOLOGIE GÉNÉRALE A LA SORBONNE,
OFFICIER DE LA LÉGION D'HONNEUR,

HOMMAGE DE RESPECT ET DE RECONNAISSANCE.

G.-L. DE SÉRÉ.

Paris, novembre 1864.

DU

RELACHEMENT DU PYLORE.

Les médecins qui se sont longtemps occupés de l'étude des maladies chroniques ont tous été frappés du rôle considérable que joue l'estomac dans leur production, à titre actif ou sympathique. Un praticien éminent, dont la probité médicale égalait le grand savoir, le professeur Chomel, en a fait ressortir l'importance grande dans notre économie pathologique, en analysant avec un soin infini un des symptômes qu'il présente le plus souvent, la dyspepsie. Ce symptôme d'une fréquence telle que le célèbre praticien affirmait qu'un cinquième au moins de ses consultants était dyspeptique, est propre à beaucoup d'affections qui, sans retenir le malade au lit, sans compromettre son existence d'une manière au moins immédiate, la rendent fort triste, très-pénible et quelquefois presque intolérable par les souffrances qu'elles amènent; leur durée désespérante ajoute singulièrement aux chagrins du malade et finit trop souvent par amener des désordres d'une véritable gravité.

Je n'ai pas la pensée d'étudier de nouveau une question si magistralement traitée, ni de faire l'histoire des différentes maladies de l'estomac et celle de l'horrible cancer du pylore, dont les affreuses douleurs et les tristes suites ne sont que trop connues. Mon but est d'appeler l'attention sur le relâchement dont le pylore est souvent affecté et sur l'influence que ce relâchement exerce sur la digestion et un certain nombre de maladies chroniques. Ce désordre a dû être soupçonné par plus d'un praticien sagace, mais il n'a été encore indiqué et étudié par aucun auteur.

Un physiologiste distingué, le professeur Pierre Bérard, caractérisait d'une manière pittoresque les fonctions du pylore, qu'il appelait le *portier* de l'estomac; son rôle consiste, en effet, à livrer successivement passage aux aliments qui entrent dans l'estomac pour arriver dans le duodénum et les petits intestins; mais le passage ne doit s'ouvrir normalement que lorsque les aliments contenus dans l'estomac ont subi pendant un certain temps le travail qui doit les convertir en chyme et les rendre aptes à être assimilés après avoir subi l'action des petits intestins. Les physiologistes et les médecins paraissent avoir pensé jusqu'ici que cet intelligent et modèle *portier* n'oubliait jamais ses devoirs; des observations nombreuses m'ont amené à penser que le relâchement pylorique est malheureusement un fait grave qui, en supprimant la première digestion, produit un trouble plus ou moins marqué dans l'assimilation des aliments et par suite des désordres du sang et du système nerveux que le médecin, faute d'un siége positif, rattache à la classe trop nombreuse des maladies indéterminées, *incertæ sedis;* maladies désolantes pour le médecin, qui sent son impuissance à combattre un mal dont la cause lui échappe, et qui tue lentement mais sûrement son malade.

Afin de mieux marquer l'action que joue le relâchement du pylore dans la production de ce genre d'affections, je dois donner quelques explications sur le rôle physiologique qu'il remplit dans la digestion de l'estomac.

Principal organe de la digestion chez l'homme, l'estomac est un réservoir membraneux tapissé à l'intérieur d'une membrane muqueuse douée de la faculté importante de sécréter le suc gastrique; commençant en haut à l'œsophage, avec lequel il se continue et qui lui envoie les aliments qu'une bonne mastication a convenablement divisés en les imbibant du liquide salivaire, il se termine en bas par le pylore, qui communique directement avec les petits intestins, et qui ne livre passage aux aliments que lorsqu'ils ont subi le travail physiologique qui a pour objet de le fluidifier et de le convertir en chyme. Pour accomplir ce travail qui domine la digestion entière, l'estomac est doué de la faculté de réagir sur les aliments par les mouvements de contraction qu'il exerce sur eux et qui ont pour effet, en mêlant intimement les liquides et les solides du bol alimentaire, de mettre successivement toutes ses parties en contact par un véritable brassage, avec la muqueuse stomacale, et par suite d'opérer son mélange intime avec le suc gastrique, qui seul peut lui faire subir sa transformation en chyme, terme et but de toute bonne digestion de l'estomac.

L'aliment est l'excitant naturel de ces mouvements de contraction de l'estomac et du pylore, comme il est l'excitant de la sécrétion du suc gastrique; dès que les matières contenues dans l'estomac ont franchi le pylore, les mouvements de l'estomac cessent et la muqueuse prend un aspect pâle et rosé au lieu de l'aspect rouge qu'elle présentait pendant le travail de la digestion. Ce travail a été plusieurs fois constaté par les vivisections que Spallanzani a opérées sur des chiens tués à des heures différentes des repas et d'une manière plus directe par les observations de M. William Beaumont sur un homme atteint de fistule stomacale.

Mais pour que le travail que je viens d'exposer sommairement puisse se produire, il est nécessaire que l'estomac soit doué d'une seconde faculté, celle de retenir dans sa cavité les aliments qui doivent subir l'action du suc gastrique jusqu'au moment où elle est complétement terminée; sans quoi le travail de l'estomac serait nul ou incomplet, parce que les aliments seraient vomis ou ne feraient que le traverser pour arriver immédiatement dans les petits intestins. Cette faculté est si évidente que l'estomac retient les aliments, quel que soit son état de réplétion, malgré les pressions exercées sur le ventre, l'abaissement du diaphragme, la toux, le chant, l'éternument, etc., etc. Elle est due à une tonicité spéciale des fibres musculaires qui entourent le pylore, et pour le cardia (ouverture supérieure de l'estomac) à une véritable anse musculaire qui forme l'extrémité inférieure de l'œsophage, au point où il se confond avec le commencement de l'estomac. Il faut donc admettre que l'estomac est doué d'un sens qui, comme le dit Broussais, a deux modes de manifestations : le premier, qui est l'effet de l'impression des aliments non chymifiés, tend à retenir les aliments ; le second, qui résulte de l'impression des aliments convertis en chyme, tend à les expulser par le pylore.

Toutes ces conditions sont nécessaires pour que le suc gastrique puisse imprégner suffisamment toutes les parties de la masse alimentaire et la transformer en chyme. Une remarque importante a été faite, c'est que la faculté contractile est beaucoup plus sensible dans la région du pylore que dans tout le reste de l'estomac et à la fin qu'au commencement de la digestion ; c'est aussi le point qui contient le chyme le mieux élaboré. Le pylore est la véritable cheville ouvrière de l'estomac et sa partie la plus sensible ; il participe nécessairement à toutes les impressions de sympathie que ce viscère entretient avec les différents organes et l'ensemble de l'économie ; cette aptitude de l'estomac et du pylore à subir l'action des diverses parties de l'organisme est si considérable qu'elle rend compte à merveille de ce mot d'un médecin de Montpellier qui disait que *toute l'économie digère par l'estomac.*

Les faits qui justifient cette remarquable parole ne sont pas rares et offrent un véritable intérêt; ainsi, c'est une expression vulgaire que la langue est le miroir de l'estomac. Personne n'ignore qu'en titillant la luette, la base de la langue, on provoque le vomissement.

La peau elle-même est liée par sympathie à l'estomac ; les brûlures étendues de la peau provoquent souvent une irritation, quelquefois même une inflammation de la muqueuse stomacale. D'un autre côté, l'ingestion de certains aliments, des moules, par exemple, détermine parfois des éruptions à la peau.

Les sympathies qui lient l'estomac au cerveau sont frappantes, et ces sympathies sont réciproques : une digestion difficile gêne le travail intellectuel, rend la conception des idées moins nette, l'expression de la pensée plus lente, souvent embarrassée. La migraine donne des nausées, des vomissements. Bien peu de personnes ignorent combien les affections morales tristes, les émotions vives et répétées agissent sur le centre épigastrique, et leur impression est le plus souvent celle d'un resserrement progressif qui, dans les violentes émotions de l'âme, va jusqu'à la crampe d'estomac.

Le lien sympathique qui relie la matrice à l'estomac est de toute évidence, surtout chez certaines femmes. Les nausées, les vomissements qui accompagnent si souvent le début de la grossesse le montrent fort clairement.

Le vomissement est encore une preuve de la sympathie qui lie l'appareil hépatique et rénal à l'estomac, au point qu'il est un des symptômes du passage d'un calcul au travers du canal cholédoque ou de l'uretère.

La toux stomacale, l'oppression que détermine l'ingestion de certaines substances dans l'estomac donne aussi la preuve de la sympathie de l'estomac avec l'appareil de la respiration.

Il existe un fait que chacun a pu vérifier et qui

montre les sympathies de l'estomac non-seulement avec tel ou tel organe, mais encore avec le sang et l'ensemble de l'économie. Après une longue abstinence, la faiblesse est grande, nous nous sentons près de défaillir; une tasse de bouillon, quelques cuillerées de jus de viande, un peu de vin généreux nous rend à l'instant, et comme par magie, le retour des forces et le sentiment général de la vie, qui semblait près de nous échapper. Cet effet de sympathie est complexe et ne peut avoir lieu que parce que l'estomac, ayant absorbé instantanément le peu de principes réparateurs qui lui ont été fournis, retrouve assez de vie pour ranimer sympathiquement les fonctions languissantes du sang et du système nerveux. Ce fait d'absorption est si vrai que, si on introduit dans l'estomac un aliment solide, dont l'absorption ne peut être immédiate, le retour des forces fait complétement défaut. Ce fait a une haute portée et indique clairement la voie à suivre pour réveiller les contractions de l'estomac et du pylore dont la faculté contractile est perdue. Sans cette précieuse faculté de l'estomac d'absorber certains principes alimentaires directement assimilables, les malheureux atteints de relâchement pylorique eussent été condamnés à une mort inévitable, puisque aucun modificateur n'eût été susceptible de l'influencer et de lui rendre la faculté de contraction.

Même dans le cours habituel des fonctions de l'estomac, la faim cesse en général dès que la réplétion a lieu et bien avant que les aliments solides aient eu le temps d'éprouver aucune transformation; mais certains principes liquides ont été assimilés, et cela suffit pour faire cesser la faim et disposer l'estomac à remplir son travail de digestion. La faim et la soif sont deux sentinelles vigilantes qui nous avertissent de la nécessité de rendre au sang les différents principes que lui a enlevés le jeu régulier des fonctions de la vie. Que la faim et la soif expriment une sensation à rapporter à un mode spécial de la sensibilité du gosier, pour l'une, de l'estomac et du pylore, pour l'autre, cela n'a d'utilité immédiate que pour nous avertir de la nécessité de réparer les pertes éprouvées par l'organisme.

La digestion des boissons a lieu presque en entier et très-rapidement par les veines de l'estomac; la petite quantité qui franchit le pylore, quand elles sont prises en excès, est absorbée par les veines mésentériques de l'intestin. Cette faculté de l'estomac de transmettre instantanément au sang les boissons et aussi les aliments liquides, répond à un besoin éminemment réparateur de l'économie; et, s'il fallait s'en rapporter uniquement à la sensation, les boissons paraîtraient plus immédiatement nécessaires à la constitution du sang que les aliments auxquels nous attribuons le soin de réparer et d'entretenir la vie. Nous supportons, en effet, bien plus difficilement la soif que la faim. Les malheureux naufragés de la *Méduse* étaient plus vivement tourmentés des tortures de la soif que de la faim; parmi les infortunés qui ont eu le triste courage de se laisser mourir de faim, aucun n'a pu supporter les ardeurs dévorantes de la soif. Nous voyons par là que non-seulement l'estomac se trouve chargé de la fonction la plus importante de la digestion, par l'action qu'il exerce sur les substances albuminoïdes, mais encore qu'il accomplit à lui seul la digestion des boissons et celle des aliments liquides qui semblent plus spécialement chargés de relever promptement les fonctions du sang et du système nerveux.

Les mouvements de contraction et de dilatation de l'estomac et du pylore, la sécrétion du suc gastrique, les sympathies de l'estomac, comme tous les actes qui ont lieu dans la grande fonction de nutrition, sont sous la dépendance des nerfs du grand sympathique, du pneumo-gastrique et du plexus solaire; lorsqu'ils cessent d'influencer l'appareil intestinal, l'assimilation devient nulle et la mort arrive à la suite d'un affreux marasme. D'accord sur cette influence, les physiologistes le sont fort peu sur la part contributive de chacun d'eux.

Pour mieux faire ressortir les conséquences du relâchement pylorique, je dois dire quelques mots sur la composition du chyme avant de franchir le pylore et la transformation qu'il subit en entrant dans les petits intestins. — On peut dire que la chymification consiste dans la pénétration des aliments par le suc gastrique, qui leur fait subir une véritable dilution et une métamorphose dont la chimie a bien analysé certains caractères, mais dont elle est loin d'avoir dévoilé toutes les opérations. Par l'acide qu'il contient, le suc gastrique ramollit et opère une sorte de dissolution de l'aliment, que le principe digestif qu'il contient a pour objet de rendre assimilable; isolés, les deux principes sont sans action sur la digestion des aliments : leur réunion est nécessaire pour la produire. Les nombreuses digestions artificielles qui ont été faites par divers expérimentateurs ont permis, en effet, d'établir que le principe digestif du suc gastrique, la *pepsine*, n'exerce aucune action sur les aliments quand il est seul; et réciproquement, l'acide du suc gastrique isolé ne peut produire qu'une dissolution des aliments.

La pepsine agit-elle comme un ferment, tel que l'entend la chimie moderne, ou en vertu d'une force catalytique? On n'en sait absolument rien. Tout ce que nous pouvons constater, c'est que la suspension de la sécrétion du suc gastrique par une cause morale violente, une perte de sang naturelle ou provoquée, arrête le travail digestif et donne le plus souvent une indigestion. Si un gros mangeur prend plus d'aliments que ne peut en dissoudre le suc gastrique, une partie des aliments franchira le pylore sans avoir été liquéfiée et transformée en chyme, et pourra même troubler le travail des petits intestins si elle est en trop forte proportion. Cela expliquerait très-bien pourquoi les gros mangeurs sont en général maigres; cela tient évidemment à ce qu'ils assimilent peu; aussi se plaignent-ils habituellement de tiraillements d'estomac, qui leur donnent une sensation de besoin qui les porte à exagérer encore leur penchant à manger outre mesure; ils roulent ainsi dans un cercle vicieux, et, à la longue, il survient un trouble grave de la santé; un régime mieux réglé, suivi à temps, rétablit assez rapidement les fonctions de nutrition. Toute la difficulté est d'en faire sentir la nécessité au gourmand et surtout de le lui faire suivre.

Les ingénieuses expériences de Spallanzani sur les digestions artificielles, celles faites sur des animaux tués à des heures différentes après le repas, les observations nombreuses de M. William Beaumont et d'autres expérimentateurs sur des personnes atteintes de fistule stomacale, celle de Gosse, de Genève, qui se servait, dans un but tout scientifique, de la singulière faculté dont il était doué, de se faire vomir à volonté en introduisant un peu d'air dans son estomac, s'accordent toutes à présenter le chyme sous la forme d'une matière pultacée, le plus souvent grisâtre et d'apparence homogène. La consistance, la couleur varient un peu suivant les substances ingérées et un peu aussi suivant les aptitudes de chacun; mais en général le résultat est une pâte grisâtre plus ou moins consistante et homogène. Une remarque importante a été faite, c'est que la partie où se trouve le chyme le mieux élaboré est la région pylorique. Un fait plus important encore a été noté, c'est que ce sont les substances neutres azotées, celles qui fournissent le plus de principes nutritifs, les viandes noires, bœuf et mouton surtout, qui font le séjour le plus prolongé dans l'estomac. Un grand nombre d'expériences a permis d'établir que les aliments féculents, les corps gras ne sont que très-faiblement influencés par le suc gastrique; ces substances trouvent d'ailleurs dans les sucs salivaire, pancréatique, intestinal et la bile, une transformation spéciale appropriée à leur nature.

Parmi les substances qui n'éprouvent que faiblement ou pas du tout l'action du suc gastrique, les unes séjournent longtemps dans l'estomac et sont indigestes; les autres, au contraire, sont de digestion trop facile, et franchissent le pylore de suite et presque intactes. Les premières n'annoncent que trop clairement leur présence par la sensation de pesanteur, de douleur qu'elles occasionnent à l'estomac et le trouble qu'elles amènent le plus souvent dans l'ensemble de la digestion; les secondes passent généralement sans douleur, sans produire aucun désordre, mais sans fournir aucun élément à l'assimilation; on les retrouve en nature dans les selles, à moins qu'elles n'aient subi l'action des petits intestins.

Le passage du chyme dans le duodénum se fait peu à peu, par portions fractionnées, et au fur et à mesure de sa production, qui devient de plus en plus rapide vers la fin de la digestion de l'estomac. Non-seulement ce travail varie singulièrement de durée, suivant les individus, mais encore il est nécessairement plus ou moins bien accompli, suivant l'aptitude du suc gastrique à influencer la quantité et la qualité des aliments qui lui sont donnés; en sorte que le chyme ne passe pas seul et qu'il est naturellement accompagné de toutes les substances qui n'ont pas été influencées par le suc gastrique, ou qui l'ont été d'une manière plus ou moins incomplète. Ainsi le pylore commet bien des négligences, puisqu'il laisse passer presque habituellement des substances qui ont subi imparfaitement ou pas du tout l'action du suc gastrique. Si ce fait vient à augmenter et à se répéter à chaque repas, peu à peu la proportion du chyme ira diminuant, et par suite la réparation des forces diminuera d'autant, et le pylore finira par perdre à la longue sa faculté de contraction et par rester relâché; le trouble de la fonction sera bien établi.

Le bol alimentaire, arrivant dans le duodénum et les petits intestins après avoir franchi le pylore, y détermine un mouvement alternatif de contraction et de dilatation, qui agite et meut dans tous les sens la masse intestinale; pour peu qu'il y ait une assez grande quantité de gaz, et qu'ils se heurtent pour passer des parties contractées dans celles qui sont relâchées, ils déterminent un mouvement vibratoire parfaitement sensible en appliquant la main sur l'abdomen et un véritable gargouillement si les gaz se mêlent aux liquides. Ces mouvements fort incohérents, dont le but est de mélanger plus intimement les matières alimentaires, d'en favoriser les réactions intérieures en multipliant les points de contact avec la muqueuse intestinale, et de faciliter ainsi l'absorption des parties nutritives assimilables, se résument en un mouvement de progression lente et continue vers la partie inférieure des petits intestins. C'est le mouvement péristaltique; le mouvement contraire est appelé antipéristaltique; il est nécessaire qu'ils agissent simultanément, sans quoi, lorsque le premier agit seul, les matières se portent trop rapidement vers l'anus et provoquent la diarrhée, et l'assimilation devient très-faible; quand les mouvements sont brusques, violents, il peut arriver, rarement il est vrai, qu'une partie d'intestin contractée, s'introduisant dans une partie dilatée correspondante, détermine une véritable invagination et les redoutables phénomènes de l'étranglement intestinal qu'elle amène.

Non-seulement le bol alimentaire est l'excitant direct de ces mouvements, mais il provoque aussi la sécrétion de la bile, du suc pancréatique et intestinal; le premier effet du contact de ces liquides sur les aliments est une production immédiate de gaz. Ce fait, qui n'a jusqu'ici préoccupé que les physiologistes, mérite toute l'attention des médecins quand il a lieu presque immédiatement après le repas, car il donne la preuve que les aliments n'ont fait que traverser le pylore pour arriver dans le duodénum et que ce dernier est relâché. Cette suppression de la digestion de l'estomac s'annonce par un ballonnement du ventre qu'on prend le plus souvent pour un gonflement de l'estomac.

Les vivisections ont prouvé directement la production des gaz pendant les réactions que les liquides de l'intestin font subir au chyme; la preuve nous en est encore fournie par la digestion de certains aliments (haricots, choux, lentilles, navets, fèves, raves, poireaux, pommes de terre, épinards, scorsonères, betteraves, raisins, châtaignes, etc.); nous la voyons encore dans l'empansement qui survient chez les herbivores qui ont pris une trop grande quantité de fourrage humide de rosée ou de pluie. Cette source des gaz n'est pas la seule : en buvant et en mangeant, nous avalons de l'air en quantité variable; en outre la muqueuse intestinale a la faculté de sécréter des gaz quelquefois en grande quantité, comme cela a lieu dans la tympanite; quand les intestins sont soumis à l'abstinence, ils se remplissent de gaz; il arrive souvent que la muqueuse intestinale les absorbe comme elle les a sécrétés.

Les physiologistes sont loin d'être d'accord sur le rôle chimique des gaz, qui paraît fort obscur; ils le sont davantage sur leur rôle mécanique, qui paraît incontestable et qui a pour objet de faciliter le cours des matières alimentaires, en maintenant le canal intestinal dans des dimensions convenables. Il est plus facile, en effet, à l'intestin, quand il se contracte, de pousser les matières dans une partie du canal intestinal pleine de gaz que dans une autre partie dont les parois sont en contact; ces gaz en se déplaçant prennent successivement la place des liquides, des solides, maintiennent ainsi le canal toujours ouvert, et cette utilité paraît assez évidente pour expliquer la généralité de leur présence chez tout le monde. Leurs inconvénients sont malheureusement plus sensibles; leur production étant journalière, s'ils ne sont pas évacués ou absorbés par la muqueuse, ils s'accumulent et finissent par donner lieu à des coliques qui tourmentent singulièrement certaines personnes; quelquefois même ils peuvent déterminer une tympanite mortelle.

Les gaz ne peuvent être supportés par l'estomac; ils y font l'office de corps étrangers en déterminant un sentiment de malaise, de douleur atroce, qu'on a comparé à la sensation de brûlure, de *fer chaud,* qui dure jusqu'au moment où ils sont rendus par le haut ou ont franchi le pylore. Il arrive assez souvent que les gaz rendus par le haut viennent des intestins par suite du relâchement du pylore.

Après avoir franchi le pylore, le chyme perd, au fur et à mesure qu'il descend dans les intestins, la couleur grisâtre et l'état d'acidité qu'il avait dans l'estomac; cette acidité va diminuant du pylore à la partie inférieure des petits intestins, au point qu'arrivé à l'entrée du gros intestin, elle fait place à un état contraire, l'alcalinité; le chyme prend bientôt une teinte jaune, due aux éléments colorants de la bile, et se mélange de stries blanches, qui augmentent en descendant dans les intestins. Les parties d'aliments qui n'ont pas été digérées dans l'estomac, et qui sont encore susceptibles d'assimilation, achèvent de se dissoudre dans l'intestin, sous la triple influence de la bile, des sucs intestinal et pancréatique. Mais l'émulsion des corps gras, la transformation surtout des aliments féculents en dextrine d'abord, puis en glucose, ne fournissent évidemment qu'une partie de l'opération que la chimie vivante leur fait éprouver. Une autre action a lieu qui nous échappe, car autrement il suffirait d'avaler du sucre ou du glucose pour nous éviter la peine de digérer les féculents.

Une autre question grave se présente naturellement: le chyme a-t-il besoin, pour être assimilé, que les intestins lui fassent subir une action complémentaire de celle que lui a fait éprouver le suc gastrique, ou les principes albuminoïdes sur lesquels il a mission d'agir (albumine, caséine, gluten, gélatine) sont-ils absorbés directement par l'estomac? Organe de la partie la plus importante de la digestion, l'estomac doit nécessairement participer à la faculté d'absorption et d'assimilation qui est propre aux intestins grêles, et nous savons déjà qu'elle n'est pas douteuse pour les boissons et les aliments liquides. Dans beaucoup de maladies les forces ne peuvent être soutenues que par des bouillons nourrissants, du jus de viande ou autres liquides riches en principes alibiles qui sont absorbés presque en totalité et ne passent qu'en très-petite quantité dans les intestins. Lorsque le pylore est fermé par une cause morbide grave et qu'il ne laisse presque rien passer dans le duodénum, et que pourtant les malades digèrent et ne vomissent que ce qui n'a pu être digéré, le déclin des forces est sans doute fort rapide, mais la mort par inanition serait autrement prompte s'il n'y avait pas assimilation par l'estomac. En bonne santé même, nous avons tous le sentiment de cette absorption et de la réparation qu'elle amène lorsque nous prenons un aliment liquide après être restés longtemps sans manger. La faculté d'assimilation de l'estomac est donc bien certaine, et je pense qu'elle s'exerce sur la partie la plus nutritive, l'essence, si je puis ainsi dire, des aliments.

Une objection qui a paru sérieuse a été faite à cette manière de voir, c'est que les individus affectés d'anus contre nature situé très-près de l'estomac ne tardaient pas à mourir d'inanition, ce qui ne devrait pas avoir lieu si l'estomac avait toute la puissance de digestion et surtout d'assimilation que je signale avec d'autres physiologistes et qu'ont mise en pleine lumière les travaux de MM. Bouchardat et Sandras. Ceux qui ont fait cette observation n'ont pas réfléchi que, la puissance digestive de l'estomac ne s'exerçant que sur les substances albuminoïdes, celle des corps gras et des féculents lui échappant d'une manière à peu près complète, l'économie se trouve réduite dans ce cas à une nourriture fort restreinte qui peu à peu doit amener la consomption; il en résulte que l'individu affecté de cette triste infirmité se trouve presque réduit à la nourriture d'un seul aliment, condition qui suffit seule à entraîner la mort, comme l'ont démontré les expériences de M. Magendie.

Un chien fut nourri exclusivement et sans interruption de beurre seul, dit Magendie: « au bout de quinze jours il a commencé à maigrir et à perdre des forces; il est mort le trente-sixième, quoique le trente-deuxième je lui aie fait donner de la *viande à discrétion*, et qu'il en ait mangé pendant deux jours une certaine quantité. » (*Traité de physiol.*, page 502.)

Et ailleurs, page 505: « L'un des faits les plus remarquables que j'ai constatés est celui-ci: si un animal a vécu pendant un certain temps avec une substance qui prise seule ne peut nourrir, de pain blanc par exemple, pendant quarante jours, en vain à cette époque changera-t-on sa nourriture et le rendra-t-on à un *régime ordinaire*, l'animal mangera avec avidité les nouveaux aliments qu'on lui présente, mais il continuera à dépérir et la mort n'en arrivera pas moins à l'époque où elle serait arrivée s'il avait soutenu son régime exclusif. ».

Ainsi un aliment donné exclusivement et consécutivement pendant un temps donné est non-seulement impuissant à réparer la variété des organes de l'économie, mais il enlève encore à l'estomac, et par suite aux intestins, toute aptitude de digestion et d'assimilation, puisque le retour de l'animal à son *régime ordinaire* ne peut retarder le moment fatal. L'usage d'un aliment exclusif, même azoté, devenant incapable, au bout d'un certain temps, de stimuler les contractions du pylore et de l'estomac et par suite de provoquer la sécrétion du suc gastrique, produit un effet semblable à celui de la privation absolue de nourriture. Cette remarquable observation nous donne la preuve péremptoire de la légitimité de ce besoin général qui nous porte à varier le plus possible notre nourriture et à user dans une certaine mesure de tous ces condiments variés, qui ont pour objet de relever la fadeur de certains aliments et par là de stimuler plus vivement la sécrétion du suc gastrique et la faculté contractile du pylore; il y aurait toutefois à se demander si, au lieu de remettre brusquement l'animal à son *régime ordinaire*, comme le faisait Magendie, après un temps donné de nourriture exclusive, on le soumettait d'abord à une alimentation liquide, on n'arriverait pas peu à peu à rappeler la sécrétion du suc gastrique, ainsi que la contraction du pylore et de l'estomac, et par suite à lui rendre la vie. L'expérience est facile à faire et de nature à jeter un grand jour sur les fonctions du pylore et de l'estomac, et le rapport qui les lie à la sécrétion gastrique; il faudrait toutefois que l'expérience ne fût pas poussée à une limite telle que toute puissance d'assimilation fût radicalement détruite chez l'animal.

Des faits nombreux viennent, du reste, donner une grande force de preuves à ma manière de voir; dans certains cas de maladies graves, il arrive souvent que les tentatives les plus légères d'alimentation provoquent des accidents dangereux, parce que l'estomac n'a pas recouvré encore sa sécrétion tarie de suc gastrique, et la guérison, loin d'avoir lieu, se trouve enrayée et quelquefois gravement compromise. Il y a là une analogie des plus étroites avec ce qui a lieu chez les infortunés qu'un accident affreux, une détermination coupable ont condamnés à la mort par inanition; ceux des naufragés de la *Méduse* qui voulurent prendre des aliments solides éprouvèrent d'horribles douleurs d'entrailles et des vomissements; deux d'entre eux succombèrent plus tard à la dyssenterie. (Savigny, thèse inaug.)

Dans la famine étudiée par M. de Meersmann, lorsque les secours arrivèrent, on vit périr beaucoup de malheureux à la suite d'indigestions produites par une nourriture trop substantielle ou trop abondante pour des estomacs affaiblis.

Dans la consomption par abstinence suite de maladies, l'estomac a perdu, pour ainsi dire, la faculté de supporter les aliments; il éprouve la plus grande peine à digérer les plus légers, et quelquefois même il les rejette par le vomissement. (Rostan, *Dict. méd.*, art. *Reg.*)

Il y a des vomissements; l'aliment n'est plus qu'un corps étranger, dont la présence détermine une irritation gastrique; il y a de la diarrhée. (Hebray.)

Dans tous les cas que je viens de citer, il y a donc indication formelle de rejeter absolument au début l'emploi de tout aliment solide qui, agissant comme corps étranger, est rejeté par le vomissement, ou, s'il franchit le pylore, provoque une irritation intestinale et, bien loin de réparer l'organisme, tue plus vite le malheureux inanitié. Un aliment liquide, au contraire, donné en très-petite quantité, mais à des intervalles très-rapprochés, est absorbé par la muqueuse de l'estomac, dont la vitalité se réveille peu à peu et arrive bientôt au ton nécessaire pour ramener la sécrétion du suc gastrique en quantité suffisante pour digérer une petite quantité d'aliments solides dont on augmentera peu à peu la proportion d'après la sécrétion gastrique présumée. Cette marche, suivie avec prudence et fermeté vis-à-vis du malade, amène bientôt une véritable résurrection.

Il ne faut pas oublier d'ailleurs que, comme tous les organes et à toutes les époques de l'existence, l'estomac doit être nourri avant d'exercer ses fonctions; quand il est trop affaibli, il ne peut digérer les aliments solides, parce que la sécrétion gastrique est diminuée en raison de la faiblesse même, et quelquefois complétement arrêtée, quand la privation d'aliments a été trop prolongée. Chez le nouveau-né l'estomac a été nourri, comme le reste de l'organisme, par le sang de la mère, mais pour entretenir la vie et lui assurer son développement progressif régulier, il faut le lait de la nourrice, aliment liquide par excellence, le seul propre à la vie infantile.

De ces considérations découle une indication thérapeutique importante, impérieuse même, c'est de substanter les malades tant que cela est possible et de reprendre l'alimentation suspendue aussitôt que les symptômes morbides s'amendent. Il ne faut pas qu'après avoir guéri la maladie, le praticien laisse l'économie s'affaiblir au point de perdre toute faculté d'assimilation. Il doit avoir toujours présent à la pensée cette belle parole de Chossat : « L'inanitiation est la cause de mort qui marche de front et en silence avec toute maladie dans laquelle l'alimentation n'est pas à l'état normal. »

Chossat a prouvé encore, par des expériences admirables, le degré d'importance respective des fonctions de nutrition, qui sont établies de telle sorte que celles qui importent le plus à la vie organique du moment ne s'épuisent que les dernières et que les organes qui les exercent se consument le moins et le moins vite. Ainsi la fonction d'innervation, qui importe le plus à la vie organique du moment, meurt la dernière, et à la mort, le système nerveux n'a pas perdu plus du centième de son poids primordial, que déjà les muscles ont perdu plus de la moitié de leur poids, et la graisse, les quatre-vingt-dix-neuvièmes; sacrifice admirable, comme l'observe judicieusement M. L. Corvisart, des organes secondaires au profit de ceux qui tiennent les rênes de la vie (1).

Cette prédominance du système nerveux, dans les

(1) L. Corvisart. *Dyspepsie ou consomption,* page 40. Chez Labbé, libraire, 1854, place de l'École-de-Médecine.

fonctions immédiates de la vie, fait mieux comprendre le redoutable danger des poisons qui, absorbés instantanément par le système nerveux, le paralysent et foudroient en quelque sorte l'organisme. Si on veut avoir une idée claire et précise de ces singuliers et effroyables effets, il faut lire les pages admirables que M. Cl. Bernard a écrites sur le poison américain, le *curare*. En constatant notre impuissance en présence d'agents aussi rapidement destructeurs, on a besoin de s'associer aux brillantes espérances que professe l'illustre physiologiste sur la fin scientifique de la science à laquelle il a voué sa vie, et qu'il justifie si bien par ses merveilleuses découvertes.

« L'action médicamenteuse n'est au fond qu'un empoisonnement incomplet. C'est aux éléments intimes de notre organisation qu'il faut remonter pour saisir le mécanisme de toutes ces actions. Ces recherches sont longues et entourées de difficultés innombrables ; mais les phénomènes de la vie ont leur déterminisme absolu comme tous les phénomènes naturels. La science vitale existe, elle n'a d'entraves que dans sa complexité, et s'il arrive un jour, ce qui n'est pas douteux, qu'à force de travail et de patience, la physiologie soit définitivement fondée comme science, alors nous pourrons, par des modifications portées sur le milieu sanguin, exercer notre empire sur tout ce monde d'organismes élémentaires qui constituent notre être ; en connaissant les lois qui régissent leurs rapports divers, nous pourrons régler et modifier à notre gré les modifications vitales. Sans doute, le principe des choses nous échappera toujours, et nous ne cherchons pas à connaître l'origine première de tous les éléments organiques, pas plus que les physiciens et les chimistes ne cherchent à trouver la cause créatrice de la matière minérale dont ils étudient les propriétés. Seulement nous connaîtrons la loi des phénomènes de la substance vivante et organisée, et en nous soumettant à ses lois nous pourrons faire varier les actions qui en dépendent. Les physiciens et les chimistes n'agissent pas autrement, quand ils gouvernent les phénomènes des corps bruts. C'est par métaphore qu'ils se disent les maîtres de la nature, car ils savent parfaitement bien qu'ils ne font qu'obéir à ses lois. » (*Revue des Deux-Mondes*, 1er septembre 1864.)

La physiologie moderne a répandu de grandes clartés sur la seconde digestion, en caractérisant très-nettement le rôle que remplit le suc pancréatique sur le bol alimentaire à la sortie du pylore. A peine soupçonné il y a trente ans, ce rôle est clairement établi aujourd'hui. En 1846, Cl. Bernard prouvait d'une manière irréfutable que le suc pancréatique émulsionne les corps gras, et convertit les féculents en dextrine d'abord, en glucose ensuite. En 1854, le docteur Lucien Corvisart démontrait, par des expériences d'une rare sagacité, que le suc pancréatique digère les substances albuminoïdes, ainsi que l'avaient annoncé, en 1836, Purkinge et Pappenheim.

Comme le suc gastrique, le produit de sécrétion du pancréas doit le grand rôle qu'il remplit à un ferment particulier, la *pancréatine*, qui dissout le bol alimentaire avec d'autant plus de rapidité que la digestion gastrique a été bien faite; il en diffère par sa propriété d'agir indifféremment à l'état neutre, acide ou alcalin, par son extrême rapidité d'action qui lui fait saisir l'aliment à la sortie du pylore, et son énergie qui est telle qu'il s'épuise en entier dans le travail de merveilleuse transformation qu'il fait subir au chyme entier, au point qu'on n'en retrouve aucune trace dans les fèces. Le suc pancréatique digère aussi les substances albuminoïdes à l'état de crudité, mais alors l'action est beaucoup plus lente. Il est nécessaire que la digestion du pancréas soit rapide, car elle doit précéder celle de la bile et du suc intestinal, sous peine de troubler complétement le travail digestif; nous retrouvons là encore la dépendance étroite qui lie la seconde digestion à la première, puisqu'il faut que les substances albuminoïdes que n'a pu absorber l'estomac soient converties en chyme et aptes, par là, à être rapidement digérées par le suc pancréatique.

Nous retrouvons encore cette dépendance dans la marche même de la digestion duodénale, qui commence, sauf des différences individuelles nombreuses, trois ou quatre heures seulement après le repas, au moment même où le bol alimentaire commence à franchir le pylore, lorsque l'estomac, ayant absorbé la partie d'aliment directement assimilable qu'a dégagée le suc gastrique, éveille les sécrétions intestinales dans la mesure nécessaire à la digestion du chyme. C'est en effet de la troisième à la quatrième heure du repas que la sécrétion du suc pancréatique a lieu avec le plus d'abondance.

Le suc gastrique, étant une production du sang, varie nécessairement de quantité, et aussi de qualité, suivant son énergie et sa spécialité d'action chez chacun de nous; on en a la preuve en ce sens, que dans les digestions artificielles, à poids égal, la pepsine varie singulièrement d'activité, et quelquefois reste absolument inerte. Cette remarque s'applique également au suc pancréatique comme à tous les produits de sécrétion que le travail de la digestion verse dans les intestins. Il en résulte nécessairement que la capacité digestive de chacun de nous est soumise au sang, qui fournit des ferments plus ou moins actifs, plus ou moins abondants, et aussi à la quantité et à la qualité des substances ingérées. Il ne faut pas perdre de vue que les émotions morales, comme le milieu dans lequel nous nous trouvons, prêtent aux ferments, chez le même individu, une activité très-variable. Une remarque curieuse a été faite par M. le docteur Lucien Corvisart, c'est que le ferment gastrique et le ferment intestinal, quoique digérant tous deux très-bien les substances azotées quand ils sont séparés, s'ils sont réunis, se paralysent réciproquement au point d'empêcher toute digestion. Ce résultat négatif est prévenu, d'abord, par le pylore, qui sépare les deux ferments; en second lieu, par la digestion même de l'estomac, qui anéantit la pepsine en absorbant le produit alibile qu'elle a concouru à former; et en troisième lieu, par la bile, qui, d'après Pappenheim, neutralise absolument le suc gastrique.

Le docteur L. Corvisart a signalé une cause de dyspepsie intestinale dans l'altération organique que produit *l'insuffisance pylorique de l'estomac*, qui a précisément pour effet, dans sa pensée, de laisser passer directement le suc gastrique dans le duodénum, où il se mêle au suc pancréatique, ce qui annule la digestion gastrique et duodénale : l'insuffisance pylorique, étant une altération organique, s'éloigne par là d'une manière absolue du relâchement du pylore, qui n'est nullement une altération organique, mais bien un simple désordre fonctionnel d'une gravité considérable, il est vrai, puisqu'il supprime la digestion de l'estomac et la sécrétion du suc gastrique, ce qui amène dans la digestion duodénale des troubles dont l'appréciation, bien que délicate, est cependant assez facile. Les différences qui séparent l'insuffisance pylorique du relâchement du pylore sont donc bien claires, bien précises, et offrent deux causes de dyspepsie parfaitement distinctes dans leur nature et leurs conséquences (1).

Les maladies du pancréas sont heureusement rares, jusqu'ici fort mal connues, et demandent de nouvelles, de sérieuses recherches. Les altérations de cet organe qui ont pu être observées à l'autopsie ont toujours coïncidé avec une émaciation extrême, indice certain d'un trouble profond de la digestion. Pendant la vie, les divers signes morbides observés n'ont rien offert de caractéristique; le seul symptôme de quelque valeur est la présence dans les selles des substances grasses qui sont rendues en nature, sans aucune altération.

(1) Lucien Corvisart. *Collection de mémoires sur une fonction méconnue du pancréas*, page 283 ; 1857-1863. Victor Masson, place de l'École-de-Médecine.

L'action propre et personnelle du pancréas, complétement indépendante de celle de tous les produits de sécrétion nécessaires à la digestion (sucs salivaire, gastrique, pancréatique, biliaire, intestinal), son indifférence de réaction dans un milieu neutre, acide ou alcalin, son activité, sa rapidité d'action qui lui fait saisir l'aliment à la sortie du pylore, étant des faits démontrés, les phases subséquentes de la digestion, jusqu'ici si obscures, s'éclairent d'une vive lumière en dégageant clairement le rôle de la sécrétion biliaire.

Le rôle de la bile n'est pas purement excrémentitiel, comme l'ont pensé longtemps certains physiologistes; s'il en était ainsi, on ne comprendrait pas, comme le fait observer Haller avec raison, qu'elle fût versée dans la partie supérieure des petits intestins, dans le seul but de souiller le chyme; son rôle est tout autre et en rapport avec l'importance de l'organe qui la sécrète et, on peut le dire, avec l'instinct populaire de toute antiquité. C'est d'abord un fait expérimental que la bile n'a aucun pouvoir de dissolution sur les aliments non chymifiés, et même sur les parties grumeleuses du chyme, mais elle en a un décisif sur le chyme lui-même, dont elle précipite les éléments excrémentitiels qui doivent être éliminés, et dégage la partie assimilable, le chyle, si l'on veut, qui, absorbé par les chylifères et les veines de l'intestin, doit concourir à la réparation du milieu sanguin. Cette précipitation du chyme a lieu par la décomposition de la bile elle-même, dont la majeure partie se joint à la partie excrémentitielle du chyme, et aux matières que le travail du sang et de la digestion verse dans l'intestin pour former les fèces que la bile anime de la stimulation normale nécessaire au mouvement péristaltique, tout en les rendant inoffensives par leur état même de coagulation qui en empêche l'absorption. La partie des éléments de bile qui se joint au chyle disparaît dans la nouvelle composition de ce dernier, pour lui imprimer cette dernière transformation qui en fait l'élément réparateur, vivifiant, le sang lui-même. Par quelle action chimique se produit cette merveilleuse transformation? La chimie n'a pu encore nous le dire, je crois cependant à un ferment biliaire : une chose est certaine, c'est que la bile et le chyme se décomposent réciproquement pour former d'une part l'aliment liquide assimilable, de l'autre le composé excrémentitiel coagulé qui doit être éliminé.

Cette action capitale de la bile n'est pas la seule, elle exerce encore un effet tonique et vital en empêchant dans les intestins la fermentation des matières chimifiées ou non; elle donne aux fèces leurs caractères spéciaux, l'odeur surtout : en faisant chauffer de la bile, MM. Leuret et Lassaigne ont remarqué qu'elle reproduit l'odeur des matières fécales; elle a aussi la plus grande part à leur formation normale, et c'est elle qui provoque le plus puissamment le mouvement péristaltique des intestins, qui a pour objet de les entraîner vers l'anus. En effet, nulle ou insuffisante comme chez les ictériques, elle donne des selles décolorées, blanchâtres, plus souvent grisâtres, comme argileuses, et qui ne sont rendues qu'à grand'peine et à intervalles beaucoup plus éloignés ; en excès au contraire, elle exagère le mouvement péristaltique des intestins et provoque une diarrhée caractéristique.

Dans la diarrhée bilieuse comme dans l'ictère, nous avons la preuve directe de ce remarquable travail. Dans la diarrhée bilieuse en effet la bile n'est pas précipitée ; elle coule liquide dans les intestins qui en absorbent une partie, tandis que l'autre est rendue par les selles. La partie absorbée se manifeste assez vite par des signes non douteux : la conjonctive se nuance d'une teinte jaune plus ou moins marquée, les urines se colorent fortement en jaune, la langue se couvre d'un enduit jaunâtre et l'haleine trahit un trouble profond de l'appareil intestinal. Quand, au contraire, par une obstruction des conduits biliaires ou par un état de coagulation, la bile ne peut être versée dans le duodénum, les éléments de la bile entrent dans le sang pour former l'ictère, et l'absence de bile dans le duodénum provoque un trouble digestif aussi profond.

L'habitation des pays chauds produit une excitation spéciale du foie et surtout de la sécrétion biliaire qui, se trouvant considérablement accrue chez les indigènes et surtout chez les étrangers, fait comprendre en les grossissant les effets de la bile sur le chyme. Les signes de cet excès de sécrétion se traduisent par la diminution et bientôt par la perte de l'appétit, l'enduit jaunâtre de la langue, l'amertume de la bouche, le goût de bile, comme disent les malades, et un trouble plus ou moins marqué des fonctions digestives; les évacuations sont plus abondantes, plus foncées, les urines jaunâtres. Cet excès de bile explique l'abondance plus grande des fèces par un départ imparfait des éléments du chyme au détriment de la partie assimilable qui diminuera d'autant plus que la proportion de bile sera plus forte. Le résultat de la digestion finit peu à peu par devenir nul, si la cause persiste; et rend très-bien compte de l'appauvrissement progressif du sang qu'on observe chez les habitants des pays chauds et des ravages souvent mortels qu'il amène chez les nouveaux venus qui n'ont pu s'acclimater.

Pendant le sommeil, quand la digestion est déjà terminée depuis longtemps, le pylore est normalement relâché, et s'il y a excès de bile, elle peut refluer facilement dans l'estomac, surtout dans le decubitus dorsal. Aussi est-il très fréquent de voir certaines personnes assujetties à cet excès de sécrétion biliaire se plaindre le matin à leur réveil d'avoir la langue épaisse, pâteuse, d'éprouver un goût d'amertume, de bile, qui ne cesse qu'après un vomissement biliaire plus ou moins abondant. M. le docteur Beau a cité le fait d'un homme dont les vomissements de bile augmentaient dès qu'il se couchait sur le dos, ce qu'il a expliqué avec raison par le relâchement du pylore qui seul a pu permettre le reflux de la bile du duodénum dans l'estomac (1).

La sécrétion du foie est soumise beaucoup plus que celle de toutes les glandes de l'économie à l'influence des passions; les chagrins, les soucis, l'envie surtout la diminuent, et il en résulte assez vite ce trouble digestif

(1) Revue clinique de la *Gazette des hôpitaux* du 25 juillet 1863, page 345.

marqué par le manque d'appétit, les flatuosités, la constipation; la crainte, la frayeur l'augmentent et provoquent la diarrhée et les vomissements bilieux. La colère l'augmente aussi et la fait souvent passer dans le sang, en produisant l'ictère. Cette influence des passions sur la bile a frappé de tout temps et est assez marquée pour caractériser le tempérament bilieux.

Le foie est encore doué de la propriété fort singulière de produire du sucre (glucose). Cette découverte est encore due aux belles expériences de M. Cl. Bernard qui a prouvé que le foie créait spontanément et normalement le glucose; l'influence nerveuse est aussi considérable sur cette production, car en piquant les éminences olivaires chez certains animaux, M. Cl. Bernard a déterminé chez eux la formation immédiate de glucose.

La muqueuse intestinale est pourvue d'un grand nombre de glandes qui sécrètent un autre liquide, le suc intestinal qui est un composé de mucus et de sérosité; on a la preuve de cette sécrétion dans les déjections excessives des cholériques et certaines diarrhées séreuses, qui ne présentent aucune trace de bile ou de suc pancréatique. Ce suc intestinal, étant un composé de mucus et de sérosité, est naturellement indiqué pour faciliter de deux manières le travail de progression des fèces vers la partie inférieure du gros intestin : 1° en leur rendant par sa sérosité une partie de l'élément liquide que leur a fait perdre l'absorption du chyle, ce qui les maintient dans un état semi-liquide très-favorable à leur progression vers l'anus; 2° en les enveloppant d'une couche plus ou moins épaisse de mucus, qui en facilite encore le glissement à travers les circonvolutions intestinales. Bien que secondaire, ce rôle n'en a pas moins une importance réelle, car il est essentiel que les matières fécales ne fassent pas un trop long séjour dans les intestins, sans quoi leur partie excrémentitielle liquide se trouve résorbée et passe dans le sang, dont elle trouble singulièrement la pureté. La constipation est une véritable infirmité, dont les conséquences fâcheuses ne sont pas convenablement appréciées des malades, et même assez souvent des praticiens, dont elle mérite cependant toute l'attention, par le trouble qu'elle amène à la longue dans le sang, et par les douleurs fort vives qu'elle provoque quand elle se prolonge trop longtemps.

Après avoir constaté avec soin les transformations multiples que subit l'aliment dans les diverses fractions de l'intestin, nous avons tout sujet, en contemplant ce curieux travail, dont la physiologie moderne a su si bien démêler et tracer les grands traits, de nous livrer au légitime orgueil que doivent nous inspirer de si brillantes et récentes conquêtes; mais notre légitime admiration ne peut nous défendre d'une remarque fort sérieuse, c'est qu'il y aurait quelque chose de plus important à étudier que les différents produits que nous analysons dans les intestins : ce serait précisément de connaître les réactions subies par les parties de l'aliment qui ont été absorbées et assimilées; ces parties ne se trouvant plus dans les intestins, leur étude devient bien difficile, et ce serait cependant la plus fructueuse, celle qui pourrait nous donner le plus de lumière. Nous voyons par là que nous sommes loin d'avoir la véritable clef de toutes ces transformations, et que la partie intime de la digestion est pour nous encore lettre close. La remarque est triste, j'en conviens, mais nous la retrouvons malheureusement à chaque pas que nous faisons dans l'étude si complexe et si difficile des actes de la vie.

Nous voyons par tout ce qui précède que la distinction faite de tout temps entre la digestion de l'estomac et celle des intestins est vraie, avec cette différence cependant que si la première est plus simple, en revanche elle commande la seconde, puisque la sécrétion des liquides nécessaires à la digestion intestinale n'a lieu que lorsque la première a commencé à se faire. Ces deux digestions sont séparées l'une de l'autre par un véritable sphyncter, le pylore, qui les isole d'une manière absolue. Cette séparation est d'autant plus nécessaire que les aliments doivent être gardés longtemps dans l'estomac pour que l'action du suc gastrique s'exerce sur les aliments qui n'ont encore subi que l'insalivation et la mastication, le temps suffisant pour assurer la séparation complète de la partie nutritive, directement assimilable par l'estomac du chyme qui passe, après cette absorption, dans le duodénum, à travers la valvule pylorique.

En somme, l'estomac absorbe l'essence de l'aliment azoté qui relève les forces et monte rapidement l'organisme au ton, ou plutôt au degré de vitalité nécessaire pour provoquer la sécrétion de tous les liquides qui concourent à la seconde digestion, en poussant le chyme dans le duodénum au moment où ils sont sécrétés en plus grande abondance. Un de ces liquides, le suc pancréatique, achève la dissolution des substances albuminoïdes qui sont restées réfractaires au suc gastrique, émulsionne les corps gras et convertit les féculents en glucose. Ce travail accompli, la bile, incapable par elle-même de digérer les substances non chymifiées; fait subir au chyme ce travail si remarquable qui a pour objet de dégager l'élément liquide assimilable qu'absorbent les chylifères et les veines de l'intestin des matières qui, impropres à la réparation du corps, doivent être éliminées avec les produits que le travail du sang et de la digestion verse dans les intestins. Ces remarques confirment encore et expliquent l'importance majeure de l'estomac dans la production d'un grand nombre de désordres des intestins, et justifient la prééminence accordée de tout temps aux maladies de cet organe. L'estomac a toujours été considéré avec raison comme la racine la plus vivace de l'existence; il est vraiment le *père de famille*, comme l'appelait d'une manière si pittoresque le chancelier Bacon.

Les phénomènes chimiques et mécaniques de la digestion nous sont à peu près connus, mais son élément vital, qui consiste essentiellement dans l'absorption de l'élément gastrique et intestinal directement assimilable, ainsi que dans la production de tous ces ferments spéciaux et puissants dont la chimie n'a pu reproduire la plus petite parcelle, nous reste complétement ignoré. Il y a là encore un immense champ de recherches les plus difficiles, les plus laborieuses; car, pour que la digestion n'ait plus de secrets, il faut que nous sachions clairement comment se forment tous ces magiques ferments, et quelles sont toutes les conditions propres à l'absorption et à l'assimilation complète de l'aliment, fin nécessaire de toute digestion normale.

L'analyse attentive des conditions si complexes et si délicates qui concourent à la reproduction du milieu sanguin chargé du merveilleux travail de réparation de tous les éléments intimes de notre organisation amène naturellement les réflexions les plus salutaires chez le médecin qui tient à s'enquérir avec soin des phénomènes qui entretiennent le jeu régulier des fonctions de la vie, pour mieux apprécier et par suite combattre avec plus d'efficacité les désordres de l'organisme; en voyant la nature multiplier les soins et les précautions à l'infini pour la reproduction du sang, l'impression qui doit le dominer, c'est de devenir ménager sévère de l'élément qui nous fait vivre et de l'éloigner absolument de cette funeste pratique médicale dont l'unique souci était de le répandre à tout propos. — Condamnées par l'expérience et par la physiologie, les émissions sanguines disparaîtront peu à peu de la pratique médicale avec ces moyens violents, perturbateurs, qui s'éloignent par trop des habitudes régulières, lentes, et pour ainsi dire moléculaires de l'organisme. Il est bon de le dire bien haut, et c'est là notre meilleure conquête médicale, la physiologie comme l'expérience nous ramènent logiquement, invinciblement, au respect du sang et au souvenir de cette belle parole de Moïse, trop longtemps oubliée, que « toute vie est dans le sang ».

Quand le travail d'absorption est terminé, les matières qui n'ont pu être assimilées passent dans le gros intestin, à travers une filière appelée valvule iléo-cæcale, disposée de manière à laisser passer le résidu de la digestion de l'iléon dans le cæcum, mais à s'opposer à leur retour du cæcum dans l'iléon, à moins d'état morbide spécial fort grave. En entrant dans le gros intestin, le résidu alimentaire, qui, après avoir perdu les principes nutritifs assimilables, a déjà pris une plus grande consistance, s'épaissit encore davantage, se colore plus fortement par la bile, s'enveloppe de plus en plus de mucus intestinal et prend cette odeur ammoniacale qui va en augmentant jusqu'au rectum. Le peu de principes alibiles qui n'ont pas été assimilés est absorbé par le gros intestin; il est probable toutefois que cette absorption est très-faible, au moins dans les dernières parties du gros intestin, car la nutrition par lavements retarde fort peu la déperdition de forces des malheureux qu'une dysphagie insurmontable ou un rétrécissement du pylore condamnent inévitablement à la mort par inanition.

Les matières fécales ou fèces se composent non-seulement du résidu de la digestion, mais encore de toutes les substances qui, n'étant pas digestibles, sont rendues telles qu'elles ont été prises; il s'y joint aussi une quantité variable d'humeurs, que développe le travail du sang et de la digestion; ce sont même ces humeurs qui donnent une apparence spéciale, caractéristique aux fèces des différentes classes d'animaux. Les veneurs attachent un grand prix à ces caractères, et l'on peut voir, dans le curieux livre de Dufouilloux, le cérémonial obligé suivant lequel un veneur doit présenter à son seigneur les *fumées du cerf* sur lequel il se propose de lancer la meute. Aussi les matières fécales doivent-elles être l'objet d'un examen attentif, car lorsqu'elles contiennent, en dehors de leur composition normale et des substances réfractaires au suc gastrique, des parties d'aliments albuminoïdes qui ne sont pas digérés, on est amené à la certitude que le pylore ne se contracte plus normalement et qu'il est relâché.

La nature a pris les dispositions les plus ingénieuses pour ralentir le cours des matières fécales dans le gros intestin et nous épargner l'insupportable désagrément de les rendre plus souvent que toutes les vingt-quatre heures, limite ordinaire de fonctions régulières. Ces dispositions étaient nécessaires pour empêcher que les mouvements auxquels les gros intestins sont soumis, comme les petits, n'eussent pour effet d'entraîner trop rapidement vers l'anus les matières excrémentitielles.

Le repos ou un exercice modéré, les mouvements d'une voiture bien suspendue surtout, facilitent le travail de la digestion; un exercice violent, une contention cérébrale trop forte l'arrêtent au contraire, en détournant violemment l'action du sang de l'estomac pour la porter sur le cerveau ou le système musculaire. Deux chiens, dit P. Bérard, ayant fait un même repas, l'un fut laissé au chenil, l'autre envoyé à la chasse; on les tua à la même heure : la digestion du premier était complète, celle du second peu avancée. Le sommeil donne à la digestion la même lenteur qu'aux autres fonctions; chez les estomacs paresseux, il l'enraye quand il a lieu trop près du repas. La déperdition brusque d'une grande quantité de sang, une saignée intempestive l'arrêtent également. Le suc gastrique étant fourni aux dépens du sang, la quantité en est presque toujours insuffisante chez les personnes anémiques ou chlorotiques; il en est nécessairement de même après une longue abstinence: un gros repas pourra être funeste, les aliments agissant comme corps étrangers dans l'estomac faute de suc gastrique suffisant; d'où la nécessité, dans des cas semblables, de proportionner la quantité des aliments à la faiblesse ou plutôt à la faible quantité de suc gastrique.

Il est facile de voir, par l'examen auquel je viens de me livrer, combien les diverses opérations qui sont nécessaires à la transformation de l'aliment pour le rendre apte à être assimilé par l'économie, sont étroitement liées l'une à l'autre et quel soin la nature a pris pour assurer l'exercice régulier de la fonction qui nous fait vivre. Aucune n'a été aussi longuement étudiée que celle-là, car son importance se sent d'instinct; mais malheureusement, malgré des recherches prodigieuses, une persistance sans pareille de la part des observateurs, son étude laisse bien à désirer pour les résultats acquis. Les actes mécaniques, préliminaires obligés de l'action chimique que les aliments doivent subir dans les divers milieux de l'appareil digestif, les réactions du suc gastrique sur les substances albuminoïdes, celles de la bile, des sucs salivaire, pancréatique, intestinal, sur les corps gras et les féculents, sont assez bien appréciés; mais combien de changements d'état échappent à l'analyse, combien nous sont inconnus, combien même que nous soupçonnons à peine! Parmi tous les phénomènes nombreux que la vie anime de son souffle magique et qui ont échappé jusqu'ici aux investigations des expérimentateurs, un certain nombre ont été méconnus et méritent cependant le plus sérieux examen. Je n'en veux pour preuve que l'oubli singulier dans lequel a été laissée jusqu'ici l'influence qu'exerce sur la digestion et un grand nombre de maladies chroniques le relâchement de la *valvule pylorique*.

Cet oubli ne peut s'expliquer que par la tendance générale que nous avons à trop nous préoccuper de la lésion anatomique, qui n'est que la conséquence, je dirai le cadavre même de la maladie, et pas assez du trouble de la fonction qui l'amène. Beaucoup de bons observateurs ont bien senti qu'agir de la sorte c'est faire le plus souvent fausse route : partir, en effet, de la lésion d'organe que nous livre l'autopsie, pour trouver la cause de la maladie et en tirer les moyens de la combattre, est un pauvre moyen d'y parvenir. Cela est peu logique, et pourtant, malgré de nombreux mécomptes, c'est la voie encore suivie. Il est cependant naturel de penser qu'un organe, avant d'arriver aux altérations plus ou moins marquées que nous montre l'autopsie, a dû éprouver des désordres dont la signification réelle a bien pu échapper à l'observation la plus attentive, mais qui n'en sont pas moins réels; toute la difficulté est évidemment d'en déterminer le point de départ, et cette difficulté est grande surtout pour les maladies chroniques, dont les manifestations sont d'abord lentes, insidieuses, peu douloureuses et habituellement négligées ou inaperçues par le malade. Il faut donc, sans contester et surtout sans négliger les lumières fournies par l'anatomie pathologique, aborder l'étude des maladies chroniques, l'esprit libre de préoccupations qui ont fait leur temps, et étudier plus finement les symptômes qui peuvent nous amener à découvrir la cause des désordres produits. Il est des troubles du sang et du système nerveux dont les manifestations sont subites, instantanées, et qui tuent comme la foudre, sans donner le temps de les combattre et sans même laisser de traces qui puissent nous mettre à même de les prévenir; il en est d'autres, au contraire, qui se montrent peu à peu, minant sourdement mais sûrement l'organisme; le relâchement du pylore est au nombre de ces derniers, et il est certainement le plus puissant. Il y a donc grand intérêt à le bien connaître pour être à même de le combattre dans ses graves conséquences et de lui enlever ses victimes.

SYMPTÔMES.

A quels signes le relâchement du pylore peut-il être reconnu et établi d'une manière positive? Il s'en présente tout d'abord un, grossièrement évident, quand on trouve dans les selles des substances albuminoïdes imparfaitement ou nullement digérées. La présence de substances absolument réfractaires au suc gastrique, comme les pellicules extérieures des raisins, cerises, abricots, pommes, poires, groseilles, fèves, pois, haricots, lentilles, etc., ne pourrait être donnée comme preuve, non plus que celles des corps gras ou des aliments féculents; elle établirait simplement la certitude que ces dernières substances n'ont pas été attaquées par les liquides de l'intestin grêle, par suite d'un trouble de ses fonctions ou parce qu'elles n'auraient pas été suffisamment broyées par la mastication; ainsi des grains de raisin qui n'auraient pas reçu un coup de dent sont rendus entiers, tels qu'ils ont été avalés. Il en est de même de certaines graines dont le périsperme n'a pas été entamé; elles sont aussi rendues entières et quelquefois si bien intactes qu'elles n'ont pas perdu leur faculté germinative.

Quand tous les aliments sont rendus en nature, comme dans la *lienterie*, le relâchement du pylore est tel qu'il entraîne celui de toute la muqueuse, au point que le tube intestinal a entièrement perdu sa faculté digestive et devient absolument inerte. Dans les indigestions, les matières qui ne sont pas vomies sont rendues par l'anus très-imparfaitement digérées à la suite d'un relâchement forcé du pylore.

Chez les personnes très-nerveuses, un mouvement de névralgie sur le pylore, une vive émotion, l'ingestion d'un aliment indigeste ou trop froid, un refroidissement, etc., provoquent souvent cette douleur atroce à laquelle on a donné le nom caractéristique de crampe d'estomac, et qui n'est qu'une contraction convulsive du pylore; si elle a lieu pendant ou après le repas, la digestion est arrêtée et la crampe s'accompagne de ce sentiment de malaise et d'angoisse qui ne cesse que lorsque les aliments sont vomis ou ont franchi le pylore, qui, en vertu de la solidarité qui lie tous les actes de l'organisme, se dilate en proportion de la contraction éprouvée; il survient là une véritable indigestion par excès de sensibilité du pylore.

Ce relâchement forcé, aigu, du pylore n'a été méconnu par personne, et je n'aurais pas à m'en occuper si je ne l'avais observé dans des conditions toutes différentes. En effet, le relâchement pylorique se produit habituellement peu à peu, d'une manière sourde, insidieuse et sans donner au début de signes immédiatement appréciables. Le premier symptôme est une faiblesse progressive qui étonne grandement le malade, surtout quand il a la conscience de ne faire aucun excès, de suivre un régime tonique, d'être dans de bonnes conditions d'hygiène, et que d'ailleurs il n'éprouve aucun désordre assez précis pour porter son attention sur un organe. Les malades caractérisent assez bien leur état en disant : Docteur, je n'éprouve de douleur nulle part, mes fonctions sont à peu près régulières; je me nourris d'aliments très-substantiels et en aussi grande quantité qu'auparavant; je n'ai pas de dégoût à manger, quoique cela ait lieu sans appétit, un peu machinalement; mais il y a évidemment une fuite chez moi, je sens depuis quelque temps mes forces décliner tout doucement, je sèche sur pied. — Le paysan est tout aussi positif et plus clair encore dans ses paroles; il dit crûment qu'il mange bien, que son estomac ne lui fait pas de mal, mais qu'il voit bien que ce qu'il prend ne lui profite pas. Il touche juste : en effet, l'assimilation est frappée dans sa source.

Cette faiblesse se conçoit aisément; le pylore ne se contractant plus à l'arrivée des aliments, ils passent dans le duodénum sans faire dans l'estomac un séjour suffisant pour y subir l'action du suc gastrique; la partie la plus importante de la digestion se trouve ainsi supprimée, et le sang, privé de ses éléments réparateurs les plus actifs, s'appauvrit nécessairement et donne cette faiblesse, dont la marche sera d'autant plus rapide que le relâchement sera plus ancien. Si cette faiblesse ne mène pas à un prompt marasme, cela tient à ce que l'estomac absorbe toujours les aliments liquides qui lui sont fournis, et que les corps gras et les féculents donnent à l'assimilation assez de principes nutritifs pour entretenir les fonctions du sang dans des conditions qui rendent pour un temps la vie possible, bien que triste et fort languissante.

Non-seulement le sang s'appauvrit, mais j'ai remarqué le plus souvent qu'il ne tarde pas à se vicier au bout d'un temps fort variable. Le suc gastrique, en effet, ne pouvant plus être sécrété, puisque la muqueuse de l'estomac ne reçoit plus la stimulation naturelle des aliments qui provoquait sa sécrétion normale, le sang sera déjà directement frappé dans une de ses fonctions les plus importantes, puisque le suc gastrique est un de ses produits les plus nécessaires. Ce n'est pas tout : les aliments, arrivant dans le duodénum sans avoir subi la transformation gastrique, troubleront peu à peu la sécrétion de la bile, des sucs pancréatique et intestinal;

à la faiblesse progressive du sang s'ajoutera une production variable d'humeurs, et on fera plus d'humeurs que de sang; il en résultera que le sang sera troublé et vicié par ces humeurs, dans le sens des dispositions organiques de chacun. Il est par là facile de pressentir que s'il existe un principe scrofuleux, tuberculeux, dartreux, rhumatismal, goutteux, cancéreux, etc., ce principe prendra rapidement un caractère plus accusé et donnera plus vite le change au malade et au médecin. On voit par là quelles conséquences peut entraîner le relâchement du pylore et combien son étude mérite d'être approfondie.

Mais il est des conséquences bien autrement directes que j'ai souvent observées. Tout d'abord c'est l'inflammation de la muqueuse intestinale; elle provient de ce que les intestins, recevant les aliments mal digérés, s'irritent et s'enflamment peu à peu par la continuité du fait; l'estomac paraissant merveilleusement faire ses fonctions, puisqu'il ne donne aucune indication de malaise ou de souffrance, le médecin qui n'est pas en garde contre le relâchement pylorique ne songe qu'à combattre franchement l'inflammation qui, à peine calmée et abattue, revient toujours à des intervalles plus ou moins éloignés, parce qu'elle est entretenue et nourrie par les aliments non chymifiés que reçoivent les intestins; c'est toujours à recommencer, et la maladie devient chronique. Éclairé par un grand nombre d'observations, lorsque je vois une inflammation intestinale, après avoir cédé à un traitement rationnel, se présenter de nouveau avec les mêmes caractères, je songe tout naturellement, après l'avoir combattue de nouveau, à réveiller les contractions du pylore, qui, en rendant aux intestins un chyme mieux élaboré, normal, leur enlèvera une cause permanente d'irritation et rétablira ainsi la santé.

Il y a d'autant plus d'importance à faire cesser l'inflammation de la muqueuse intestinale, que, lorsqu'elle a duré longtemps, je l'ai vue se propager aux conduits de la vésicule biliaire, à la vésicule elle-même, et donner naissance, chez les sujets prédisposés, à de véritables calculs biliaires; si l'état inflammatoire per ste, le foie lui-même s'engage, et il survient un état chronique de cet important organe si nécessaire à la dépuration du sang. Ces résultats sont loin de se produire tout d'un coup ; ils se manifestent d'une manière sourde, insidieuse, et avec une lenteur qui en fait perdre aisément le point de départ; si bien qu'une fois bien établis, nul ne songera à les rattacher au relâchement du pylore. La source de la maladie est là cependant, et c'est parce qu'elle a été méconnue jusqu'ici que les maladies du foie et de la vésicule biliaire sont si tenaces et pardonnent si peu.

La sécrétion du suc pancréatique peut être également troublée par le relâchement pylorique et amener des désordres graves du pancréas. Il en sera de même du suc intestinal qui, sécrété en excès, donnera une diarrhée séreuse très-tenace; si, au contraire, la sécrétion est diminuée, il en résultera une constipation très-opiniâtre caractérisée par des selles très-sèches, par absence de mucus. Des selles peu colorées, presque blanches, indiqueront un arrêt de la sécrétion biliaire.

Quand la faiblesse fait des progrès et que le sang appauvri ne donne encore que des troubles fugitifs de la circulation et du système nerveux, le malade et le médecin s'inquiètent naturellement d'un déclin des forces qui ne peut être rattaché à aucune lésion organique; le médecin soupçonne alors un défaut de nutrition, mais où en prendre le point de départ? Là est la difficulté; cette difficulté est grande et explique comment le relâchement du pylore a été jusqu'ici méconnu. Le malade ne peut donner en effet aucune lumière, puisqu'il n'a pas le sentiment du mal qui le mine lentement. Comment l'aurait-il, d'ailleurs, puisqu'en mangeant il ne sent aucune douleur à l'estomac, et que, par suite, il pense que la digestion s'y fait très-bien. Là est l'erreur, et la faiblesse n'étant pas combattue dans sa source, il n'est pas surprenant que les efforts du médecin restent stériles pour l'arrêter dans sa marche progressive. Un retour attentif sur les fonctions du pylore m'a mis à même de mieux apprécier le caractère de cette faiblesse et de la faire cesser en rétablissant sa contractilité et celle de l'estomac.

Mais quand le relâchement du pylore a déjà quelque durée, il donne des signes qui ne permettent plus le doute. En effet, outre une faiblesse progressive, le malade éprouve dans l'intervalle des repas un sentiment de besoin, de nécessité de prendre des aliments sans appétit, sans faim proprement dite; ce qui indique que l'assimilation est déjà bien incomplète et ne donne plus une réparation suffisante; un peu plus tard surviennent des tiraillements d'estomac, quelquefois un sentiment de véritable défaillance, que calme pour le moment l'ingestion d'un peu de nourriture. Si le relâchement du pylore persiste, ces symptômes se renouvellent plus souvent, et immédiatement après le repas se développe un ballonnement du ventre tel que l'usage d'un vêtement tant soit peu serré sur l'abdomen ne peut être supporté. Ce dernier symptôme, plus incommode que douloureux, est dû à un développement exagéré de gaz dans le duodénum où les aliments pénètrent de suite, grâce au relâchement pylorique. Dans l'état normal, ce développement de gaz n'a lieu, sauf différences individuelles très-nombreuses, que deux ou trois heures après le repas, quand la digestion de l'estomac est terminée; il se fait d'ailleurs sans ballonnement, parce que les aliments n'arrivent dans le duodénum que peu à peu et chymifiés.

Ce ballonnement est attribué par presque tous les malades à un gonflement de l'estomac, parce qu'il survient de suite après le repas; mais l'arrivée des aliments dans l'estomac n'est pas une source de gaz comme dans le duodénum, où les réactions de la bile du suc intestinal et pancréatique provoquent sa production normale. La présence de gaz dans l'estomac s'annonce d'ailleurs par des douleurs très-vives, une véritable sensation de brûlure, de *fer chaud*, bien connue des malheureux gastralgiques; ils agissent comme un véritable corps étranger et déterminent au contraire des contractions forcées du pylore, de véritables crampes d'estomac qui ne cessent que lorsque les gaz ont franchi le pylore ou sont rendus par le haut. Chez les hypocondriaques, les femmes hystériques ou chlorotiques qui sont sujets à ces crampes, la production des gaz a lieu avant comme après les repas; je l'ai même observée plus souvent avant qu'après.

La présence des gaz dans le duodénum peut, quand elle est très-considérable, déterminer de l'oppression, des palpitations du cœur, en comprimant la poitrine par le refoulement du diaphragme. On conçoit aisément, si la poitrine est faible, le cœur irritable ou déjà engagé, combien ce trouble de la circulation, qui se répète après chaque repas, pourra aggraver ces dispositions organiques et surtout en accélérer la marche.

Un symptôme constant du relâchement pylorique est la rapidité ou plutôt l'absence de la première digestion opposée à la longueur inusitée de la seconde; les intestins, recevant en effet directement les aliments sans qu'ils aient subi le travail de la digestion gastrique, ne pourront agir sur eux avec la même facilité que s'ils étaient chymifiés, et mettront nécessairement beaucoup plus de temps à leur faire subir une transformation, la plupart du temps fort incomplète. Les malades ne sont préoccupés, et cela se conçoit de leur part, que de la seconde digestion; ils vous disent avec insistance : Docteur, mon estomac digère très-bien; je n'y sens jamais le travail de la digestion, je n'y éprouve jamais de douleur, mais il n'en est pas de même de la seconde digestion, je sens qu'elle se fait très-lentement, péniblement, et souvent avec douleur. Ils ne se doutent pas que si la digestion des intestins est si pénible, c'est justement parce que celle de l'estomac est beaucoup trop facile et ne se fait pas du tout. La suite ordinaire de ce laborieux travail est une constipation très-opiniâtre, rarement troublée par quelques mouvements de diarrhée.

La langue ne m'a jamais fourni que des signes négatifs ; les complications jouent d'ailleurs un rôle si considérable dans cette affection qu'il faut être très-réservé sur les manifestations qu'elle présente.

Le système nerveux est loin de rester insensible aux désordres du sang qu'amène le relâchement pylorique. J'ai observé que le sommeil est mauvais, souvent interrompu, accompagné de rêves pénibles et très-fatigants ; lors même qu'il a lieu, il n'est nullement réparateur, et les malades se lèvent aussi fatigués, souvent même plus fatigués qu'en se couchant. Le moral s'affecte, il existe un sentiment de fatigue, de lassitude, d'ennui, de découragement, qui désole le malade et constitue son état de souffrance le plus apparent, quand il n'y a pas de complication. J'ai remarqué quelquefois une agitation nerveuse qui va jusqu'au tremblement et qui peut aisément donner le change en portant l'attention sur le système cérébro-spinal.

Les symptômes que je viens d'indiquer sont suffisants quand ils sont appréciés avec quelque sagacité pour diagnostiquer avec certitude un relâchement plus ou moins ancien de la valvule pylorique. Les complications qu'il amène peuvent seules jeter de l'obscurité sur le diagnostic quand on se laisse détourner par elles du point de départ qui les a amenées. Mais il peut arriver aussi que, le pylore n'étant relâché que depuis peu de temps, l'énergie digestive de la muqueuse intestinale compense en partie la perte de forces qu'il entraîne; les symptômes seront alors fort délicats à apprécier et ne pourront acquérir une signification positive que lorsque le relâchement sera déjà établi depuis longtemps. Si la muqueuse intestinale est au contraire faible, délicate, elle s'irritera bien avant que les symptômes de faiblesse se manifestent; le diagnostic sera alors presque impossible à établir. Il arrive même parfois que tous les symptômes font défaut, un seul reste évident : c'est une faiblesse persistante qui gagne peu à peu, s'accompagnant de désordres nerveux variés, et qui ne peut être rattachée, malgré l'examen le plus attentif, à aucune lésion de tissu ou un trouble fonctionnel déterminé. Il est rare que dans ce cas le relâchement du pylore ne soit pas engagé, et je me suis souvent bien trouvé d'avoir suivi cette indication dans le traitement de cette faiblesse.

CAUSES.

Les expériences de M. William Beaumont et d'autres expérimentateurs ont prouvé que, le pylore et l'estomac ne se contractant plus dans l'intervalle des digestions, la sécrétion du suc gastrique était interrompue; il en résulte que si, par une cause morale ou physique, on reste longtemps sans manger, l'estomac et le pylore perdent l'habitude de se contracter et de solliciter l'appétit. Aussi le retour régulier des repas est-il le meilleur moyen de maintenir la sécrétion du suc gastrique dans les proportions nécessaires à une bonne digestion de l'estomac. J'ai remarqué, en effet, que l'habitude de rester longtemps sans manger, celle de ne faire qu'un seul repas dans la journée, une grande irrégularité dans les heures de repas, l'habitude de manger vite et sans mâcher convenablement les aliments, étaient les causes les plus fréquentes du relâchement pylorique. L'usage d'aliments lourds, indigestes, comme les champignons, les pâtes mal faites, les aliments glutineux, les corps gras, etc., les excès de table, les indigestions répétées, l'abus des excitants après le repas, le provoquent aussi très-souvent. Ces causes agissent par la fatigue continuelle qu'elles donnent au pylore, dont elles usent peu à peu la tonicité.

Les personnes nerveuses, irritables, qui sont sujettes aux crampes d'estomac, usent aussi assez vite par l'exagération des fonctions la faculté contractile du pylore, qui finit par se relâcher. Aussi ai-je souvent observé des malades qui, après le grand soulagement que leur donnait la cessation de leurs affreuses crampes d'estomac, étaient tout surpris de voir leurs forces diminuer sensiblement, alors qu'ils pouvaient manger sans éprouver de douleurs après leur repas. C'est que, après les crises de contraction, le pylore épuisé avait perdu sa contractilité normale.

Les boissons alimentaires convenablement données sont un des meilleurs moyens de ramener les contractions du pylore : l'estomac étant presque le seul agent de l'absorption des boissons, il est facile de concevoir que leur qualité, les conditions différentes dans lesquelles elles sont absorbées, doivent aussi avoir une grande influence sur son relâchement, comme elles en ont une énorme sur toute l'économie. Pour être obscure, cette action n'en est pas moins incontestable. Des eaux pures, salubres en toute saison, sont une des premières conditions d'hygiène et constituent toujours, dans les grandes cités surtout, un des premiers soucis d'une bonne édilité.

Les pertes de sang exagérées, spontanées ou provoquées, exercent aussi une grande influence sur le relâchement du pylore; il n'est pas rare de le voir survenir à la suite de maladies graves qui ont épuisé la vitalité du sang; on doit le tenir pour certain quand, à la suite de ces maladies, la convalescence ne s'établit pas franchement, alors qu'aucun symptôme n'indique une altération organique positive; il en est de même des émotions morales tristes répétées. Les climats chauds et humides y prédisposent comme toutes les causes qui ont pour effet de déprimer l'organisme. L'âge ne paraît pas avoir une influence marquée, toutefois je l'ai observé plus souvent de quarante à soixante ans, moment où l'énergie digestive diminue sensiblement.

MARCHE, DURÉE, TERMINAISON.

La marche du relâchement pylorique est en général fort lente et assez difficile à apprécier au début, puisque le diagnostic ne peut en être établi que lorsque les symptômes sont nettement accusés, ce qui n'a lieu qu'après un temps souvent assez long. Sa durée varie beaucoup et ne peut être établie d'une manière exacte, à cause de l'incertitude du diagnostic au début et des complications qui surviennent le plus souvent; mais quand le diagnostic est bien posé, qu'il n'y a pas de complication, un traitement rationnel le guérit en peu de temps. La terminaison nécessaire et la plus immédiate est un appauvrissement du sang progressif et qui peut aller jusqu'au dernier degré du marasme, si le relâchement n'est pas heureusement combattu. Il arrive assez souvent que l'inflammation des petits, rarement des gros intestins, celle du foie, de la vésicule et des conduits biliaires, celle du pancréas, en sont la suite souvent fort grave. D'autres désordres très-nombreux peuvent aussi en être la terminaison, mais ils ne sont que secondaires de l'appauvrissement et de la viciation plus ou moins avancée du sang, des dispositions héréditaires, comme des tempéraments et des idiosyncrasies de chacun.

DIAGNOSTIC.

Le diagnostic n'est pas toujours facile à établir, surtout au début, quand les symptômes sont à peine appréciables; la difficulté est bien plus grande encore quand l'appauvrissement et la viciation du sang, qui en sont la première conséquence, amènent d'autres troubles organiques qui absorbent naturellement l'attention. Mais, comme je l'ai établi dans l'exposition des symptômes, le diagnostic pourra être posé avec certitude quand on aura constaté un appauvrissement progressif du sang, un déclin des forces graduel, une sensation de besoin d'aliments dans l'intervalle des repas sans appétit, des tiraillements d'estomac, un sentiment de défaillance; la disparition momentanée de ces symptômes après l'ingestion de quelques aliments, d'aliments liquides surtout; et, quand la maladie est assez avancée, à un ballonnement du ventre survenant presque immédiatement après le repas et dû à un développement exagéré de gaz, enfin à l'absence presque complète de la digestion de l'estomac, opposée à la longueur inusitée de celle des petits intestins; il y a à tenir compte aussi de la tristesse habituelle du malade et du sommeil qui n'est pas réparateur.

PRONOSTIC.

Le pronostic est grave si, comme il est arrivé jusqu'ici, la maladie est méconnue; mais quand elle n'est pas arrivée au point d'avoir produit une lésion d'organe et un appauvrissement ou une viciation du sang trop avancés, un traitement convenable rétablit assez promptement la contraction pylorique, qui rend à l'estomac son aptitude à sécréter le suc gastrique et permet ainsi de relever assez rapidement les forces. Le médecin et le malade ont vite la conscience que la source du mal est tarie et que la cure n'est plus qu'une question de temps.

TRAITEMENT.

Après beaucoup de tâtonnements bien naturels sur un point de pathologie encore inconnu et sur lequel par conséquent l'expérience de mes devanciers ne pouvait me donner aucune lumière, voici les bases du traitement auquel je me suis arrêté après quinze années d'observations nombreuses et multipliées.

Tout d'abord j'ai dû renoncer d'une manière absolue à l'emploi des médicaments solides au début du traitement; je n'emploie que des médicaments dissous dans un liquide approprié en infusion ou décoction; il est évident que les médicaments solides seraient sans action sur la muqueuse de l'estomac et franchiraient immédiatement le pylore comme les aliments, puisqu'ils ne feraient que le traverser pour entrer dans le duodénum. L'indication serait manquée, puisqu'il faut avant tout agir sur l'estomac et le pylore.

Un des premiers effets du relâchement pylorique étant de produire un embarras ordinairement assez considérable des voies intestinales par la présence de l'excès d'humeur qu'il amène, et que d'ailleurs il importe avant tout de réveiller les contractions du pylore par un stimulant approprié, j'ai tout d'abord habituellement recours à l'emploi d'un purgatif liquide. Il y a nécessairement un choix à faire à cet égard et à tenir grand compte de l'état des forces du sujet, de son tempérament et des complications qui peuvent exister. Je donne le plus souvent la préférence à un mélange de quatre ou cinq espèces purgatives que je fais administrer en décoction; le mélange dont je me suis le mieux trouvé est celui de l'ancienne médecine noire, dont les doses sont nécessairement proportionnées à l'âge et surtout aux forces du malade.

L'association des différents purgatifs qui constituent

la médecine noire justifie de toutes manières la préférence que je lui donne, parce qu'elle agit plus fortement qu'un purgatif seul, qu'elle offre le grand avantage de fatiguer beaucoup moins qu'un purgatif isolé dont l'emploi d'ailleurs ne pourrait être longtemps continué, sous peine d'exposer à des accidents graves, mais surtout parce qu'il agit simultanément sur toutes les parties des intestins et de leurs annexes. Par sa propriété d'agir ainsi sur plusieurs organes à la fois, elle répond merveilleusement aux indications multiples qui sont la conséquence du relâchement pylorique. Par tous ces motifs, la purge noire remplit de la manière la plus complète le but de tout purgatif, dont l'effet immédiat est non-seulement d'évacuer les matières alvines que contient le tube intestinal, mais aussi de faire subir au sang une véritable concentration, en le dégageant d'une partie variable de son élément séreux et de ses principes non organisés. Il arrive malheureusement quelquefois que la purge noire ne peut être supportée; il faut alors lui substituer un autre purgatif, car l'indication de purger est positive et doit être remplie. Sagement donnée d'ailleurs, la purgation reste toujours un de nos meilleurs moyens de guérir, comme le dit si bien Hufeland, dans sa *Médecine pratique :* « La méthode gastrique, celle qui consiste à purifier le canal intestinal et le système abdominal, est depuis les temps les plus anciens une des méthodes fondamentales de la pratique. Elle a survécu à toutes les vicissitudes du temps et des théories, et l'on peut dire avec raison que le canal intestinal est dans un grand nombre de cas le champ de bataille où se jugent les maladies les plus importantes. »

Mais dans le cas qui nous occupe surtout, ce n'est pas tout de nettoyer le canal intestinal et de purifier le sang de ses éléments morbides, il faut encore rétablir les fonctions du pylore, le mettre à même de donner un chyme mieux élaboré, normal, qui seul peut fournir à l'assimilation les éléments d'un sang plus riche et plus pur.

Comme le relâchement pylorique s'accompagne toujours d'une assez grande faiblesse, il faut recourir aux médicaments toniques les plus susceptibles de la faire cesser et de réveiller sa faculté contractile. Les amers et les astringents sont naturellement indiqués; malheureusement leur emploi n'est pas toujours facile, parce que si le pylore et l'estomac ont besoin d'un excitant qui ramine leur contractilité perdue, les intestins grêles, le duodénum surtout, sont souvent le siége d'une inflammation ou tout au moins d'une irritation chronique trop manifeste. Il arrive même assez souvent que le foie se trouve engagé, et il faut alors une grande prudence, une attention bien soutenue pour diriger l'emploi de ces moyens. Dans cet ordre de médicaments, je donne la préférence au quinquina, à la gentiane, aux décoctions amères de petite centaurée, de fumeterre, pissenlit, fleurs de houblon; le colombo, les astringents minéraux, l'alun, le sous-acétate de plomb, n'ont jamais pu être supportés chez mes malades, pas plus que le tannin, le cachou; le ratanhia a quelquefois réussi. Ces derniers astringents, sous quelque forme que je les aie administrés, rendaient l'irritation plus vive, en augmentant tellement la constipation, déjà habituellement opiniâtre, qu'il fallait en cesser assez vite l'emploi. Le fer m'a réussi plus souvent, mais il faut être très-réservé dans son administration.

La constipation doit être combattue par des lavements laxatifs, dont il faut souvent varier la composition, sans quoi le rectum s'y habitue, et ils ne font plus grand effet; les lavements purgatifs sont aussi une très-bonne ressource. Ces moyens sont d'autant mieux indiqués que l'irritation intestinale et la faiblesse ne permettent pas de recourir aux purgatifs aussi souvent qu'ils seraient nécessaires; ils permettent d'attendre que les purgatifs puissent être donnés en toute sécurité.

Le développement si incommode des gaz, qui a lieu après chaque repas, lorsque le relâchement pylorique est arrivé à sa dernière période, est heureusement combattu par une administration assez fréquente de charbon végétal de Belloc, auquel j'associe le plus souvent de la valériane. Les antispasmodiques ont souvent un effet heureux comme palliatifs pour combattre l'éréthisme nerveux qui accompagne parfois le trouble du sang. Mais j'ai fréquemment observé que certaines agitations, des tremblements nerveux même, cédaient souvent beaucoup mieux à l'administration d'un aliment liquide qu'à celle du meilleur antispasmodique.

Il est quelques personnes dont la sensibilité de la muqueuse intestinale est telle qu'elles peuvent désigner le moment précis où les aliments parcourent les diverses fractions de l'intestin, par la sensation qu'y détermine le passage de l'aliment, en sorte qu'il leur est facile d'en apprécier et d'en calculer exactement la marche. Chez les trois personnes atteintes de cette sensibilité maladive de la muqueuse que j'ai été à même d'observer, toutes présentaient un relâchement du pylore, car la sensation des aliments se faisait sentir presque instantanément dans la partie supérieure des intestins grêles, après avoir donné à l'estomac une sensation très-fugace. Je me suis bien trouvé dans ces cas exceptionnels d'associer aux astringents et aux antispasmodiques les opiacés, qui seuls pouvaient calmer la susceptibilité exagérée de la muqueuse et ralentir un peu le cours trop rapide des aliments.

Mais ce qui demande l'attention la plus soutenue, la persévérance la plus tenace, je dirai même l'exigence la plus absolue, c'est un régime spécial qui doit consister au début dans l'emploi d'aliments liquides susceptibles d'être immédiatement absorbés par la muqueuse de l'estomac et du pylore, et par là de réveiller leur contractilité perdue. Dans ce but, je donne des aliments liquides froids dans l'intervalle des repas, de manière à donner, avant l'ingestion des aliments solides, assez de vie à l'estomac pour provoquer la sécrétion d'un peu de suc gastrique, qui pourra alors le chymifier. Les repas devront être assez rapprochés, mais composés d'une très-petite quantité de substances albuminoïdes, proportionnée naturellement à la petite quantité de suc gastrique que les aliments liquides auront pu déterminer. Quand la faiblesse est extrême, le relâchement pylorique très-ancien, il est prudent de ne donner pendant un certain temps que des aliments liquides. Parmi ces derniers, je me suis bien trouvé du bouillon de bœuf et mouton, froid, bien dégraissé et très-fort, du jus de viande, du chocolat cuit à l'eau, du cacao, de la décoction de glands de chêne torréfiés, de vin vieux de Bordeaux ou de vin d'Alicante et de Malaga. Quant aux petits repas, je les fais consister en viandes rôties et grillées, en recommandant aux malades de leur faire subir une mastication très-complète, de manière à les rapprocher le plus possible de l'état liquide; du pain bien cuit, la croûte de préférence, et quelques aliments féculents en petite quantité, seront un bon adjuvant. Quand les forces reprennent visiblement, et qu'on a ainsi la certitude que le pylore a repris sa contractilité, on pourra varier un peu plus le régime et rentrer peu à peu dans la vie commune.

Quand le relâchement du pylore a amené des complications du côté de la muqueuse intestinale, du foie, du pancréas, des poumons, du cœur ou du cerveau, il faudra en tenir grand compte, d'autant mieux qu'il arrive trop souvent que la complication est plus grave et surtout plus pressante à combattre que le relâchement pylorique, qui ne pourra, dans ce cas, être traité que lorsque les complications auront perdu leur caractère de gravité, à la suite d'une médication appropriée.

Les moyens externes ne doivent pas être négligés; ils agissent par un effet sympathique souvent très-efficace. L'usage de bains toniques, excitants parfois, additionnés de sel marin, d'eau de mer, de décoction de quinquina plus ou moins concentrée, ou de décoction de plantes aromatiques, a généralement beaucoup aidé l'emploi des médicaments internes et du régime. Je n'ai constaté un bon effet des eaux minérales que lorsqu'il s'est agi de combattre les complications survenues du côté du foie, des reins ou de la vessie. Dans ces cas, Vichy, Ems, Pouques, Contrexéville, ont quelquefois réussi.

Les soins d'une hygiène bien entendue, des distractions douces, agréables, de nature à faire diversion à l'habituelle tristesse du malade, compléteront l'ensemble du traitement qui m'a donné les meilleurs résultats.

Je viens de retracer fidèlement le résultat de quinze années de recherches sur un désordre de l'économie que je n'ai vu décrit chez aucun auteur et dont l'importance me paraît considérable, comme cause d'un grand nombre de maladies chroniques par le trouble marqué qu'il apporte dans la digestion de l'estomac et par suite dans celle des intestins. Son influence est manifeste sur certaines inflammations de la partie supérieure des intestins grêles, du foie, de la vésicule biliaire et de ses conduits, ainsi que sur le pancréas; elle est surtout sensible dans ces maladies à siége incertain, *incertæ sedis,* auxquelles on donne le nom vulgaire et fort peu scientifique d'appauvrissement, de vices du sang, de désordres nerveux. En donnant un siége déterminé à ces dernières maladies, je crois combler une lacune de la science, et, ce qui est plus important, donner les moyens de combattre une classe de maladies dont la source est trouvée. Je suis loin de penser que j'ai épuisé la matière; je n'ai la prétention que d'avoir sûrement indiqué la route, et toute mon ambition est d'y être suivi.

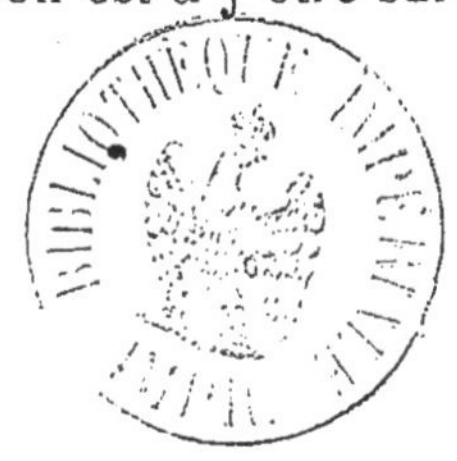

FIN.

PARIS. TYPOGRAPHIE DE HENRI PLON, IMPRIMEUR DE L'EMPEREUR, RUE GARANCIÈRE, 8.